PATHOLOGIE ALGÉRIENNE

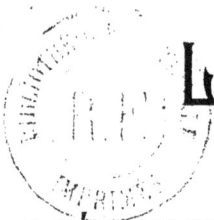

LA QUESTION

de

L'ÉPITHÉLIOME DE LA PEAU

chez

L'Indigène de l'Algérie

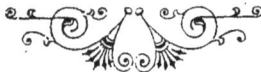

ALGER
IMPRIMERIE S. STAMEL
2, Rue Denfert-Rochereau, 2

1919

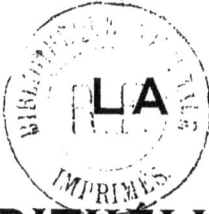

LA QUESTION

de

L'ÉPITHÉLIOME DE LA PEAU

chez

L'INDIGÈNE DE L'ALGÉRIE

par

Le Docteur Jean MONTPELLIER

Ex-Interne des Hôpitaux
Chargé des Fonctions d'Agrégé à la Faculté d'Alger
(Maladies des Pays chauds, Maladies syphilitiques et cutanées)

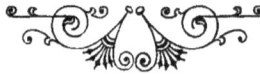

ALGER
IMPRIMERIE S. STAMEL
2, Rue Denfert-Rochereau, 2

1919

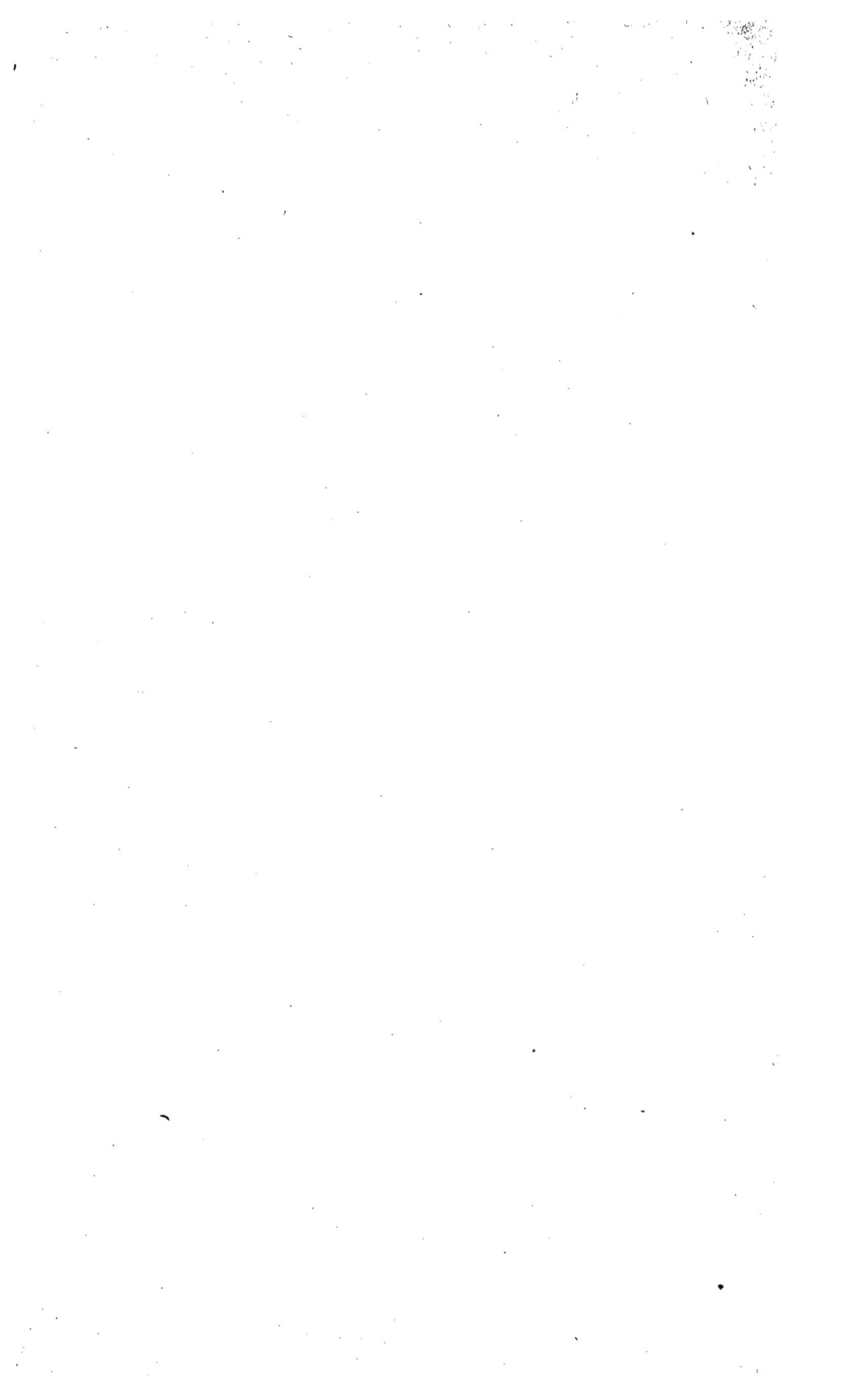

La Question de l'Epithéliome de la Peau

CHEZ L'INDIGÈNE DE L'ALGÉRIE

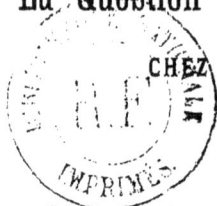

Dans plusieurs travaux que j'ai publiés sur la Pathologie Cutanée Algérienne, j'ai déjà eu l'occasion
de montrer combien les auteurs ont été et restent
encore partagés sur les particularités que peut présenter en Algérie cette branche de la médecine. J'ai
fait remarquer d'autre part combien il était curieux,
non pas seulement de voir ces différents auteurs
user des mêmes arguments, climatériques ou autres,
pour expliquer tour à tour des faits cliniques exactements opposés, mais encore de voir persister de nos
jours, même dans les classiques, des affirmations en
telle contradiction avec la réalité des faits, que l'on a
peine à comprendre comment ces « axiomes » ont
pu, de génération en génération, se perpétuer jusqu'à nous.

Il faut toutefois convenir que l'on aurait mauvaise
grâce à en faire un grief à l'ensemble de ces auteurs.
La plupart d'entre eux écrivaient à une époque déjà
lointaine, au temps de la conquête de l'Algérie, alors
que la Dermatologie, sur bien des points, piétinait
encore dans une enfance nuageuse.

En outre, à cette époque, la population indigène
était plutôt réfractaire à la pénétration française et
se prêtait mal à tout examen médical sérieux et surtout prolongé. Dès lors, il n'était guère possible,
même aux observateurs de bonne volonté, de tabler
sur des cas suffisamment nombreux et assez longuement suivis.

Enfin, on peut bien le dire, tous ces observateurs

d'alors, médecins militaires fort distingués par ailleurs, étaient peu préparés aux études dermatologi-
ques et ne devaient s'intéresser que modérément
aux choses de la Pathologie cutanée. Aussi, si les
documents qu'ils nous ont laissés sur l'ensemble de
la Médecine sont à plusieurs titres fort intéressants,
leurs remarques et leurs déductions en matière de
Pathologie cutanée restent d'une précision et d'une
netteté très précaires.

Cette absence de clarté, conséquence incontestable
d'un défaut de documentations, nous la trouvons
tout particulièrement dans l'étude qu'ils ont laissée
des tumeurs cancéreuses de la peau chez l'Indigène.

En vérité, il n'est plus permis aujourd'hui, alors
que ces difficultés d'observation se sont considéra-
blement atténuées et que d'autre part nous avons
entre les mains une technique de laboratoire autre-
ment précise que celle d'antan, il n'est plus permis,
dis-je, en ce qui concerne par exemple ces tumeurs
cutanées, de vivre sur de pareilles imprécisions.

Je veux donc dans ces quelques pages, reprendre
ce qui a été dit sur les tumeurs épithéliales malignes
cutanées chez les Indigènes de l'Algérie, et, poursui-
vant en ceci l'œuvre de redressement de mon Maître,
J. Brault, m'appliquer à détruire cette affirmation,
au total née depuis peu de temps, que l'on retrouve
partout et que l'on entend sans cesse répéter : la prétendue rareté de l'Epithéliome de la peau chez l'Indigène de l'Afrique du Nord.

*
* *

Il ne faut pas perdre de vue que la nature épithéliale de la plupart des tumeurs malignes cutanées ne
fut reconnue que vers 1850. Jusqu'à cette époque, ces
tumeurs de la peau étaient étiquetées de noms va-
gues, de termes imprécis tels que : *Chancres malins*,

ulcères chancreux, ulcères rongeants, cancers cutanés, ulcères cutanés primitifs, tubercules chancreux primitifs, etc. Ce sont donc ces différents termes qu'il faut chercher dans les écrits des médecins militaires qui parcouraient l'Algérie au cours des 20 à 30 premières années après la Conquête.

Dès 1842, Gaudineau dans ses notes sur la topographie médicale de Philippeville, signale déjà la présence de lésions cancéreuses : « Sont aussi fréquents « chez les Bédouins, les ulcères chroniques, psoriques, « ques, variqueux, carcinomateux, syphilitiques, et « souvent ces ulcères sont remplis de vers... »

En 1846, Eugène Grellois, étudiant la topographie médicale d'Hammam-Meskoutine, accorde une petite mention aux « ulcères chancreux ». Il se contente d'ajouter : « La malpropreté la plus révoltante « des mœurs extrêmement déréglées et une incurie « inconcevable donnent lieu à une longue et hideuse « succession d'affections cutanées et syphilitiques « dont la gravité est sans bornes ».

Dans sa topographie médicale d'Orléansville (1853), Dussourt est déjà plus précis. Il attire l'attention sur ces ulcères rongeants qui sillonnent « le visage des Arabes et revêtent la plupart du temps le caractère chancreux ». Sans aucun doute Dussourt, comme d'ailleurs Grellois et Gaudineau, doit comprendre dans cette description éminemment succincte, des lésions disparates telles que : syphilis, tuberculose, etc. Mais rien n'autorise à écarter *a priori* de cette mention toute hypothèse de néoplasie cancéreuse. On le peut d'autant moins que déjà, à cette époque de transition, ce caractère « chancreux » s'appliquait surtout, dans l'esprit des observateurs, à des lésions de nature cancéreuse. Je crois donc qu'il n'est pas trop risqué d'accepter comme très probable que déjà à cette époque les médecins d'Algérie eurent l'occasion de rencontrer et de reconnaître, au milieu de cas nombreux d'ulcères chroniques d'étiologie très différente, des cas indéniables de « cancers » vrais.

Avec E.-L. Bertherand (1855), qui paraît avoir fouillé assez avant dans l'étude de la Pathologie algérienne, nous arrivons à plus de détails. « Le cancer « se montre assez souvent chez l'Arabe, écrit-il, dans « sa Médecine et Hygiène des Arabes, soit à la face « et aux lèvres, suite de carie des os maxillaires — « soit dans l'appareil oculaire, consécutivement à des « dégénérescences d'ophtalmies négligées — soit sur- « tout dans le système osseux au voisinage principa- « lement des articulations, sous l'influence particu- « lière des ravages de la syphilis invétérée et souvent « aussi à cause des fractures et des luxations mal « traitées. Ainsi que le conseillaient du reste Avi- « cenne et Abul'Kassen, quelques toubibs couvrent « ces tumeurs cancéreuses de cataplasmes de feuilles « de Harmen (rue) après les avoir entourées d'une « multitude de pointes de feu ». Ici encore il est fort probable que Bertherand a étiqueté cancer de nom-breuses lésions de tertiarisme graves et invétérées, en particulier des ostéo-périostites et des arthrites syphilitiques comme on en rencontre encore de nos jours si fréquemment chez l'Indigène. Mais je ne vois pas ce qui peut autoriser à refuser à l'ensemble de ces diagnostics de cancer, en particulier aux dia-gnostics de cancer de la « face et des lèvres », le béné-fice du talent consciencieux et de l'expérience déjà longue de l'auteur.

Par contre, en 1859, ayant rapidement parcouru la Kabylie, Vedrenne pensait pouvoir écrire : « La tu- « berculose et le cancer, ces lèpres de nos sociétés « civilisées, sont presque inconnues en Kabylie ». Par « tubercule » il est évident que l'auteur enten-dait les tubercules cancéreux qui, à cette époque, voulaient désigner toute tumeur maligne de la peau. Quoi qu'il en soit, Vedrenne reste un des rares auteurs de cette période, le seul à ma connaissance, qui n'ait pas observé de « cancers » chez les Indigènes ou plus exactement qui ne les ait, en Kabylie, que très rarement diagnostiqués.

Avec Vincent (1861), les premières observations se précisent et se confirment. Cet auteur, dont le nom reste attaché par tant de côtés à la Pathologie Nord-Africaine, écrit les lignes suivantes dans son « Exposé clinique des maladies des Kabyles » : « Malgré « le chiffre peu élevé des malades qui le représen-« tent dans notre tableau, le cancer et surtout le « *cancer cutané* n'est pas rare en Kabylie... Le can-« cer partage donc avec la syphilis et la scrofule le « privilège de localisation qui, dans quelques cas « d'analogie pathologique de forme, vient parfois « embarrasser le diagnostic et faire hésiter le trai-« tement.

« Quoi qu'il en soit, 9 Indigènes atteints de tu-« meurs cancéreuses bien évidentes, dont 7 de la « face, ont été traités par nous dans une période de « deux ans. »

Voilà qui est net. Je ne pense pas que l'on puisse ici refuser ce diagnostic. Vincent écrivait à une époque où déjà ces tumeurs étaient séparées, non seulement cliniquement mais aussi histologiquement, des affections d'autre nature pouvant les simuler.

D'autre part, on ne saurait encore ici refuser à cette affirmation le bénéfice de l'autorité très grande qui s'attache au nom de son auteur.

Les conclusions de Vincent se trouvent au surplus confirmées par les observations que pouvait faire 3 ans plus tard Leclerc dans cette même région. Cet auteur rencontre au cours d'une simple mission en Kabylie (1864) :

1 tumeur palpébrale
1 — labiale
2 — faciales

1 tumeur occipitale
9   —   cervicales

Il est fort regrettable que Leclerc ne donne, dans la relation de son voyage, aucune description clinique de ces cas et ne leur consacre qu'une courte mention.

Néanmoins, mis à part le lot des tumeurs cervicales que l'on peut très vraisemblablement rattacher à du goître, les autres paraissent avoir été de véritables tumeurs malignes, puisque dans sa statistique l'auteur n'hésite pas à les séparer des syphilides, des tuberculoses et des différentes affections de la peau pouvant les simuler.

*
* *

C'est là tout ce que j'ai pu rassembler de citations intéressant le « cancer » de la peau chez l'Indigène, parmi la multitude de travaux publiés sur la Pathologie Nord Africaine durant les 30 à 40 années qui suivirent la conquête de l'Algérie. C'est évidemment fort peu. Cependant lorsqu'on parcourt ces publications si nombreuses et en particulier ces « topographies médicales », souvent interminables, des diverses régions et villes de la colonie, on conçoit qu'il ne faille point en accuser la rareté des affections cutanées chez les Indigènes d'alors. Il suffit de se souvenir, pour s'expliquer ce silence relatif, du caractère « militaire » des observateurs de cette époque, lesquels, je l'ai dit, orientaient leur activité et leurs recherches vers les pathologies interne et externe, et, peu préparés à l'étude de toutes ces lésions de la peau, ne cherchaient guère à les pénétrer.

On me retournera sans doute que si les observations et les diagnostics de tous ces auteurs sont effectivement exacts en tant que « cancers », ils n'en restent pas moins imprécis en fait de différenciation histologique et que, au total, rien n'autorise à faire de ces « tumeurs cancéreuses » plutôt des épithéliomes que des sarcomes.

On verra même plus loin que Legrain, convaincu de l'inexistence de l'Epithéliome véritable chez l'Indigène, n'hésite pas à identifier tous les cas de tumeurs malignes de la peau mentionnés par Vincent à des néoplasies sarcomateuses.

Bien certainement nous ne pouvons en cela, les uns et les autres, tabler que sur de seules probabilités, puisque l'examen histologique n'est jamais venu confirmer les observations cliniques de ces auteurs. Mais je ne trouve, à la réflexion, rien qui paraisse confirmer l'hypothèse de Legrain. Bien au contraire.

Et d'abord ce que nous observons aujourd'hui. S'il est vrai que beaucoup d'auteurs pensent que le Sarcome est en général plus fréquent chez l'Indigène que l'Epithéliome, je n'en fais pas moins cette constatation que, en fait de Sarcome de la peau chez le Nord-Africain, on ne relève dans la littérature médicale que 13 observations. Brault en donne 3 ; moi-même, une seule (Sarcome primitif simple du talon) ; infime proportion, comparativement aux 63 cas authentiques de tumeurs malignes épithéliales que je rassemble plus loin. C'est là une constatation, je pense, qui a son prix.

En second lieu, j'attire l'attention sur ce fait que ces anciens auteurs parlent de « tumeurs cancéreuses » *à siège le plus souvent facial.* Vincent en particulier, sur 9 cancers, en note 7 de la face (paupières, nez ou lèvres). Or, je ne sache pas que ce choix d'une localisation faciale soit dans les mœurs du Sarcome de la peau. Le Sarcome cutané primitif, bien au contraire, affectionne tout spécialement les extrémités des membres au même titre que l'Epithéliome affectionne la face. Cette remarque me paraît avoir aussi sa valeur, à moins d'accepter *a priori* que les aptitudes topographiques de ces tumeurs sont *inversées* chez notre aborigène.

Enfin je ne pense pas que ces ravages, ces destructions lamentables des tissus mous de la face, ravages sur lesquels s'arrêtent complaisamment les auteurs, puissent être, d'une manière courante, le fait de tumeurs malignes conjonctives. Je n'ai pas besoin d'insister sur la différence d'aspect clinique du Sarcome cutané et de l'Epithéliome. Tout le monde sait que ces caractères rongeants, destructifs, appartiennent en propre à l'Epithéliome et non au Sarcome.

En l'absence de preuves plus affirmatives, je pense que ces arguments tirés de la logique et de l'observation clinique, suffisent à nous orienter très nettement, avec un minimum d'erreur possible, vers l'hypothèse la plus satisfaisante : c'est que la grande majorité de ces « cancers », signalés par les observateurs de cette époque, étaient véritablement de l'Epithéliome. Ici se bornent, à mon sens, les déductions que l'on peut tirer de l'étude des documents laissés par ces prédécesseurs de l'autre siècle.

*
* *

Ainsi donc, dans une première période d'observations et d'étude qui suivit immédiatement l'occupation française, les auteurs sont à peu près unanimes à mentionner l'existence de ces « ulcères chancreux ». D'autre part, tous ceux qui font cette mention, à l'exclusion d'un seul dont l'observation avait été plutôt écourtée, admettent comme assez fréquents ces « ulcères chancreux », ces « cancers », dont la seule différence avec les mêmes affections chez l'Européen consiste pour eux dans une gravité exceptionnelle due à un ensemble fait de saleté, de misère physiologique, de défaut de soins, de tares diverses.

A cette première époque fait suite une deuxième période qui prend naissance dans les dix dernières années du XIXᵉ siècle et qui a tout au moins, sur la précédente, l'avantage de donner des précisions et des affirmations. Elle se trouve dominée par les conclusions nettes de L. Raynaud et de E. Legrain, lesquelles conclusions sont en opposition formelle avec celles des observateurs précédents.

En 1893, L. Raynaud, dans la relation d'un voyage chez les Berbères de l'Aurès, ne mentionne dans sa statistique qu'un cas de tumeur cutanée, un Epithéliome du lobule de l'oreille.

Plus tard, en 1898, le même auteur n'hésite pas à écrire que l'Epithélioma est « rare » chez l'Indigène.

Déjà dès 1896, dans une note à l'Académie de Médecine au sujet du Sarcome chez l'Indigène de l'Algérie, E. Legrain opposait la fréquence des tumeurs malignes conjonctives de la peau à l'extrême rareté, autant dire à l'inexistence, de l'Epithéliome cutané chez l'Indigène. Pour expliquer cette absence de tumeurs épithéliales malignes, l'auteur n'hésite pas à faire appel à la sobriété bien connue du Nord-Africain et surtout à son genre d'alimentation d'où la viande de porc est bannie. La note présentée par Paul Reclus fut, pour ce dernier auteur, d'un intérêt tout particulier, puisqu'elle paraissait donner une preuve de plus à l'hypothèse qu'il soutenait sur l'influence du régime carné dans l'éclosion de l'Epithéliome.

Plus tard, Legrain, dans un article sur la Pathologie spéciale des Indigènes de l'Algérie paru en 1899, écrivait ceci : « Les tumeurs malignes de la peau sont « rares chez les Indigènes. *L'Epithélioma histologi-* « *quement diagnostiqué* me semble inconnu ; cepen- « dant ce genre de tumeur n'est pas exceptionnel « chez les Européens habitant l'Afrique du Nord. Le « Sarcome paraît être assez fréquent en Kabylie.

« D'ailleurs il y a 30 ans, Vincent l'y rencontrait
« déjà ».

Ainsi Legrain est très catégorique : l'Epithélioma
serait inconnu chez l'Indigène ; d'autre part, le Sarcome y serait fréquent. Sur ce dernier point, l'auteur
fait dire à Vincent ce que ce dernier n'a pas dit. Vincent, dont nous avons rapporté le texte plus haut,
parle de « cancers », de « tumeurs malignes » ; je n'ai
point vu qu'il identifia ces affections à du Sarcome.

Au surplus, la Sarcomatose cutanée, si je ne m'a-
buse, ne fut identifiée par Köbner et décrite pour la
première fois qu'en 1869. Dans ces conditions, je
comprends difficilement que Vincent ait pu déjà, en
1861, parler de tumeur sarcomateuse de la peau.

En outre, j'ai déjà montré plus haut combien il
était peu logique de rectifier de la sorte le diagnostic
de Vincent, ou si l'on préfère de le « pousser » dans
ce sens ; je n'y reviendrai donc pas.

Ainsi donc, L. Raynaud et E. Legrain sont très
affirmatifs sur l'inexistence ou tout au moins l'extrême rareté de l'Epithéliome chez nos Indigènes.
Dès lors, ils n'hésitent pas à opposer, en fait d'aptitudes
morbides à faire des tumeurs épithéliales, le système cutané du Nord-Africain à celui de l'Européen.

Ces auteurs, prédestinés, semble-t-il, à ne tomber
invariablement que sur des séries... blanches, n'ont-
ils véritablement pas rencontré sur les Indigènes de
tumeurs épithéliomateuses ou simplement les ayant
rencontrées les ont-ils étiquetées syphilis, tuberculose, etc. ? C'est là une erreur bien facile à commet-
tre ici, lorsque pour des raisons diverses l'on ne peut
biopsier la néoplasie ou suivre durant quelque temps
son malade. Il est de fait que Legrain mentionne
dans un travail de nombreux cas de tumeurs végé-
tantes de la peau, dites par lui « botryomycosiques »
et dont les reproductions photographiques font
immédiatement penser aux Epithéliomes bourgeon-

nants que nous observons le plus fréquemment aujourd'hui.

J'ignore quelle pouvait être l'opinion du professeur
Gémy sur la fréquence de ces tumeurs n'ayant rien
trouvé de lui sur cette question.

Mais Gémy ne devait très certainement pas nier l'existence de ces néoplasies chez l'Indigène puisque sur
les registres de son service Brault pouvait plus tard
en relever une dizaine de cas.

Quoi qu'il en soit, cette hypothèse de Legrain
avait fait fortune. Vers 1900, il était généralement
admis que le système cutané des Indigènes de l'Afrique du Nord présentait une sorte d'immunité vis-à-
vis des tumeurs épithéliomateuses ou tout au moins
ne possédait pas les aptitudes nécessaires à l'éclosion
de ces néoplasmes. C'était là l'opinion courante,
l'opinion officielle peut-on dire, que l'on retrouvait
fidèlement transcrite chez les classiques.

*
* *

Dès 1904, J. Brault commençait à réagir. Dans un
article de la Revue Générale des Sciences, il écrivait : « Il est de notion courante que les Indigènes
« sont réfractaires aux néoplasmes malins... Réfrac-
« taires aux Carcinomes, les Indigènes sont déjà
« plus sujets aux Epithéliomas cutanés ou cutanéo-
« muqueux. On peut relever, dans le service de cli-
« nique dermatologique de Mustapha, de 1895 à
« 1903, 7 Epithéliomas de la face ».

Au cours des deux années suivantes (1904-1905), le
même auteur a l'occasion d'observer 6 nouveaux cas
de tumeurs épithéliomateuses de la face, ce qui porte
à 17 le chiffre total des cancers de la peau rassem-
blés par J. Brault chez les Indigènes durant cette période de dix ans.

Je ne saurais d'ailleurs mieux faire que de rappor-

ter la page entière que cet auteur écrivait en 1905
dans son « Hygiène et Pathologie des Musulmans » :

« Ici, la chose me préoccupe déjà depuis un cer-
« tain temps. Malheureusement nous manquons de
« statistiques; plus on connaîtra, plus on pénètrera
« le milieu indigène, et plus on trouvera de tumeurs
« malignes, surtout chez les femmes, peu ou mal
« soignées.

« Jadis on a fait de regrettables confusions entre
« la tuberculose, la syphilis et les néoplasies. Le mot
« d'ordre, d'une façon générale, est que si les Euro-
« péens présentent des tumeurs malignes en nombre
« égal et d'ordre aussi varié que dans leur pays d'ori-
« gine, les Indigènes, au contraire, sont plus réfrac-
« taires aux néoplasmes malins. Quelques auteurs
« ont prétendu que les pays à Malaria étaient peu
« favorables pour le cancer; c'est là une opinion en-
« tièrement en contradiction avec l'expérience. L'i-
« dée que les tumeurs malignes sont rares chez les
« Indigènes est si bien ancrée, qu'il y a peu d'années
« un professeur allemand disait que le cancer ne se
« voyait què chez les Européens en Algérie (Lettre
« du Docteur Goebel, médecin chef de l'Hôpital des
« Diaconesses d'Alexandrie, 1901).

« Depuis que je me trouve dans une clinique der-
« matologique, les rôles sont renversés, et ce sont
« ici des Epithéliomas qui dominent; j'en ai établi le
« relevé; le tableau ci-joint comporte 17 Epithélio-
« mas observés dans le service de 1895 à 1905. Ils se
« répartissent ainsi : 2 Epithéliomas du pénis, 1 Epi-
« thélioma de la langue, 2 sans localisations précises
« et 12 Epithéliomas de la face, occupant une fois
« la face, sans autre désignation, quatre fois la joue,
« deux fois les lèvres, trois fois le nez et deux fois les
« lèvres et le plancher de la bouche.

« Tous les cas cités, depuis ma prise de service,

« ont été vérifiés par l'examen histologique et j'en
« possède toutes les photographies.

« Ce sont les Epithéliomas de la face et de la verge
« qui dominent. Le lupus et les manifestations de la
« syphilis peuvent faire le lit à l'Epithélioma ; ils ont
« peut-être une part dans l'appel pour le cancroïde
« de ces régions. Parmi les gens atteints d'Epithé-
« liomas qui figurent au tableau, il est difficile de
« donner l'âge moyen exact. Quand il s'agit d'indi-
« gènes, les âges sont tout à fait approximatifs ; tous
« nos derniers observés avaient dépassé la cinquan-
« taine. »

Depuis cette époque, J. Brault n'a cessé, dans des
publications successives, d'affirmer cette opinion et
de l'étayer sur de nouveaux cas. D'autre part, quel-
ques-uns de ses élèves, rapportent de leur côté quelques observations appuyant les données du Maître.

En 1910, Cambillet, médecin de colonisation, se
basant sur les résultats de sa pratique journalière
dans le bled algérien, pouvait écrire ce qui suit :
« Plus on pénètrera le milieu indigène, plus on s'a-
« percevra que les raisons auxquelles on attribuait
« la rareté du cancer chez les Arabes sont illusoires,
« et plus on constatera que nos sujets sont aussi
« exposés que nous à cette redoutable affection ».

Cambillet joint à sa note deux observations de
« cancer » dont un cas de Sarcome chez un enfant de
13 ans, et un cas d'Epithéliome térébrant de la joue
chez une femme de 60. Je dois à la vérité de dire que
l'auteur base son diagnostic sur le seul examen clinique et que la diagnose histologique n'est pas venue
l'authentifier.

En 1908, Gros donnait un cas de cancer épithélial
de la langue. En 1912, rapportant dans une même
note trois cas de Sarcomes cutanés primitifs, ce
même auteur met parfaitement, si je puis dire, le
doigt sur la plaie. en écrivant : « A mesure que nous

« prenons avec les Indigènes musulmans un contact
« plus intime, à mesure que nous observons mieux
« leurs maladies, à mesure que nous nous dégageons,
« en ce qui concerne les causes de celles-ci, d'une
« étiologie univoque — je veux dire la syphilis — la
« fréquence des tumeurs malignes chez les Indigènes
« de l'Afrique Septentrionale nous apparaît de plus
« en plus grande ».

En 1913, J. Brault avait pu réunir 45 cas d'Epithéliome de la peau, dont une bonne partie de la face,
*45 cas observés dans le seul service de la clinique Der-
mato-Syphiligraphique de Mustapha durant le court
espace de 15 à 18 ans.* Ainsi pour lui la question ne
pouvait être jugée.

*
* *

Si je m'en rapporte à certaines lectures et aux en-
tretiens que j'ai eus avec quelques confrères, la notion de cette prétendue rareté de l'Epithéliome cutané
chez l'Indigène, malgré l'insistance que Brault mit à
revenir à chaque instant sur ce sujet, paraît avoir
conservé de nos jours toute sa vitalité ; tellement il
est vrai qu'il est plus difficile de venir à bout de la
mauvaise herbe d'un champ lorsqu'il s'agit de la rem-
placer par une meilleure. Ainsi dans une note relativement récente (1911) sur le cancer en Tunisie, Eug.
Conseil donne une statistique dans laquelle il admet
que le « cancer », terme pris dans un sens clinique,
est « rare » chez l'indigène de Tunisie, au même titre,
dit-il, que chez le Musulman d'Algérie. L'auteur fait
observer toutefois que les différentes raisons qui sont
généralement données pour expliquer l'éclosion de
l'Epithéliome de la peau se rencontrent aussi fréquentes chez l'Indigène que chez l'Européen. Il est
amené à conclure que les téguments de l'Indigène de
l'Afrique du Nord sont en quelque sorte inaptes à

faire des néoplasmes malins. Je ne retiens, naturel-
lement, de la note de Nicolle que ce qui concerne
l'Indigène Algérien, ne voulant préjuger en rien de
ce qui existe ou non chez le Tunisien.

C'est dans le but de continuer l'œuvre de mon Maître et d'achever de mettre au point cette question,
que j'ai recherché l'histoire de l'Epithéliome de la
peau en Algérie et que j'essaie de la retracer ici en y
ajoutant 18 observations nouvelles et personnelles.
Je dis tout de suite que l'examen histologique *est venu
dans tous les cas authentifier le diagnostic clinique* et
que, d'autre part, j'ai pu rassembler ces 18 cas durant
la courte période de 2 ans 1/2, dans le seul service de
la clinique Dermato-Syphiligraphique de Mustapha
dont j'avais l'honneur d'assurer provisoirement la
direction.

Si l'on considère le nombre relativement petit de
malades qui ont défilé dans nos salles, étant donné
la difficulté très grande qu'éprouve depuis plus de
trois ans tout sujet pour pénétrer dans le service hospitalier de Mustapha, on est surpris de cette proportion fort notable d'Epithéliomateux indigènes. Je
puis ajouter, tout en me gardant bien d'en déduire
un rapport quelconque de pourcentage que, durant
la même période d'observations et dans ce même
service, je n'ai vu passer que 13 cas d'Epithéliomes
chez des Européens.

Observations personnelles

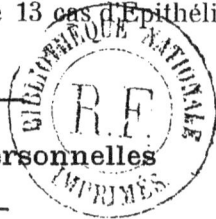

OBSERVATION I. — A... B..., 36 ans, *arabe*, journalier. *Ulcération épithéliomateuse* de l'angle externe
de l'œil.
Le début de l'affection remonterait à 2 ans envi-

ron, au dire du malade. Actuellement, l'angle externe
de l'œil droit est ravagé ainsi que toute la paupière
inférieure et une partie de la paupière supérieure.
Au milieu de l'ulcération bourgeonnante, et saignotante apparaît le globe oculaire réduit à l'état de moignon chiffonné, informe.

Peu ou pas de douleurs spontanées ; lésion peu
sensible à la palpation. Etat général encore très bon.
Adénopathie sous-maxillaire à peine marquée.

Examen histologique. — Forme spino-cellulaire
avec nombreux globes cornés.

Traitement. — Radiothérapie : 30 H en deux séances, rayons n° V. Le malade sort malgré nous, d'ailleurs très amélioré.

OSERVATION II. — Z... S..., 36 ans, *arabe*, cavalier
indigène. *Epithéliome plan cicatriciel* de l'aile droite
et de la racine du nez.

Le début remonterait à un an et demi (?). La lésion a été traitée et irritée à plaisir par une médica-
tion arabe aussi variée que saugrenue. Aspect clas-
sique de l'Epithéliome perlé encore relativement
jeune. Lésion ovalaire, de la dimension d'une pièce
de cinquante centimes environ, non encore exulcé-
rée, avec bordure très nette, indurée, sur laquelle se
détachent quelques « perles »; début de cicatrice au
centre. Pas le moindre phénomène douloureux.

Absence complète d'adénopathie.

Examen histologique. — La biopsie portant sur un
des petits nodules donne le diagnostic d'Epithéliome
à type baso-cellulaire.

Traitement. — Radio, 10 H en 2 séances; rayons
n° VII. Le malade est perdu de vue.

OBSERVATION III. —. Z... M..., 54 ans, *kabyle*, ma-
çon. *Epithéliome térébrant du nez*.

Le début de la lésion remonterait à 6 ans. Elle
occupe actuellement les deux versants de l'appendice
nasal ; la racine elle-même est atteinte. L'aile droite
se trouve complètement détruite laissant à nue la
cloison; l'angle interne de l'œil et la racine du nez
sont ravagés; le globe oculaire est cependant encore
à peu près intact. La lésion saigne fréquemment,
mais reste, dit le malade, peu sensible.

Etat général très médiocre.

Adénopathie sous-maxillaire et sus-hyoïdienne marquées.

Examen histologique. — Forme spino-cellulaire.

Traitement. — Deux séances de radio (20 et 15 H) ; rayons n° VII. Au bout de 35 jours, amélioration considérable de la tumeur dont le fond devient régulier, d'un beau rouge et les bords moins saillants avec liseré d'épidermisation. Malheureusement le malade est encore perdu de vue.

OBSERVATION IV. — T... R..., *arabe*, 45 ans, tailleur. *Epithéliome végétant* de la commissure labiale droite.

Début, il y a 4 ans, par un petit « bouton » siégeant sur la lèvre inférieure dans la région commissurale. Actuellement, vaste lésion très bourgeonnante, papillomateuse, formant un C en gros relief, à cheval sur la commissure. La surface est rose pâle, vernissée par endroits, saignotante, peu sensible même au toucher. Les parties droites des lèvres supérieure et inférieure font partie de la tumeur qui s'infiltre jusqu'à la gencive supérieure.

Adénopathie légère sous-maxillaire.

Etat général mauvais.

Examen histologique. — Forme spino-cellulaire.

Traitement. — Le malade quitte l'hôpital pour ne plus s'y montrer après une seule séance de radio de 20 H ; rayons n° V.

OBSERVATION V. — K... M..., 50 ans, *arabe*, journalier. *Epithéliome végétant* de la lèvre inférieure.

Impossible d'avoir le moindre renseignement sur la date et le mode de début de la lésion.

Actuellement, au niveau de la partie médiane, à cheval sur le bord libre de la lèvre inférieure, tumeur ulcérée de la dimension d'une belle noix. Elle est recouverte de croûtes jaunes verdâtres, masquant une surface très ulcérée, irrégulière, bourgeonnante et saignant au moindre contact.

Adénopathie sous-maxillaire et sus-hyoïdienne assez marquées. La lésion étant très sensible à tout contact et au mouvement trop brusque des lèvres, le malade mange péniblement; amaigrissement très notable de l'individu.

Examen histologique. — Forme spino-cellulaire.

Traitement. — L'exérèse totale nous paraissant très praticable sans trop de délabrement, le malade est évacué dans un service de chirurgie.

OBSERVATION VI. — K... G..., *kabyle,* 56 ans, journalier. *Epithéliome térébrant* du milieu de la face.

Le début de l'affection remonterait à une douzaine d'années et aurait été marqué par un petit « bouton » siégeant au niveau de l'angle interne de l'œil gauche. Progressivement, la lésion s'étend. Il y a un an, l'appendice nasal existait encore. Actuellement, destruction complète de cet appendice, de la lèvre supérieure, des paupières inférieures et du globe oculaire gauche. Celui-ci est atrophié, réduit à l'état de moignon chiffoné, informe. Les fosses nasales, l'arcade dentaire supérieure sont complètement à nu. L'ulcération gagnant sur les régions géniennes est irrégulière, à bords amorphes et présente quelques bourgeons saignotants au niveau de la muqueuse nasale.

Sur le pourtour de l'ulcération, la peau est érythémateuse, adhérente au massif osseux.

Malgré cette vaste plaie, on est surpris de trouver chez le malade un état général relativement bon. Peu, autant vaut dire pas d'adénopathie.

On note, dans la région temporale droite, une verrue séborrhéïque de la dimension d'une pièce de cinquante centimes et une plus petite sur la face antérieure du sternum. En outre, disséminés sur la face, quelques points de kératose sénile.

Examen histologique. — Epithéliome lobulé avec très peu de globes cornés; par endroits, aspect assez pur d'épithéliome tubulé.

Traitement. — Radiothérapie, 45 H en 4 séances espacées de 18 jours; rayons nº VII. Peu de résultats, malade évacué sur un asile d'incurables.

OBSERVATION VII. — S... H..., *arabe,* 55 ans, manœuvre. *Epithéliome rongeant* du nez, dont le début remonterait à 12 ans.

Actuellement, la lésion occupe toute l'aile droite du nez qu'elle a détruite jusqu'à la racine et l'angle interne de l'œil droit. Dépassant la crête médiane, elle empiète légèrement sur le versant gauche. La fosse nasale droite est à nu. Les os propres du nez, dénudés, sont intacts.

Adénopathie sous-maxillaire droite très marquée. Etat général encore bon.

Examen histologique. — Type spino-cellulaire.

Traitement. — Radiothérapie, 30 H en 2 séances à 3 semaines d'intervalles ; rayons n° VII. Le malade est perdu de vue.

OBSERVATION VIII. — M... M..., *arabe*, 56 ans, fellah. *Epithéliome végétant* du bras.

La lésion aurait débuté douze mois seulement avant son premier séjour à Mustapha. A cette époque, vaste ulcération occupant la face externe du tiers inférieur du bras gauche et de l'articulation du coude, sur une cicatrice de brûlure ancienne ayant entraîné ankylose. Lésion ovalaire à fond irrégulier, très bourgeonnant, saignant facilement, à bords épaissis, comme vermoulus.

Adénopathie axillaire très marquée ; état général assez bon.

Après une séance de 10 H de radiothérapie, rayons n° VII, le malade quitte l'hôpital malgré nous.

Il revient 8 mois après ; état général très mauvais ; la tumeur a triplé de volume, l'adénopathie a envahi toute l'aisselle.

Examen histologique. — Type pavimenteux lobulé corné.

Traitement. — Evacuation dans un service de chirurgie, où l'on pratique l'amputation du bras et l'évidement du creux axillaire.

OBSERVATION IX. — M... C..., *kabyle*, 54 ans, journalier. *Epithéliome térébrant* de la région parotidienne gauche.

L'affection aurait débuté il y a 2 ans environ au niveau du lobule de l'oreille par un petit « bouton » saignant au moindre contact, ulcéré depuis un an.

Actuellement, vaste ulcération occupant la région parotidienne et ayant détruit le tiers inférieur du pavillon de l'oreille ; ulcération de contours irréguliers à fond anfractueux, bourbillonneux et, au surplus, garni de très nombreuses larves de mouches que l'on voit fourmiller au milieu de pus et de lambeaux de tissus sphacélés. La lésion repose sur un gâteau ganglionnaire et y adhère intimement.

L'état général du malade est lamentable ; misère physiologique extrême.

Adénopathie sous-maxillaire et sus-hyoïdienne subinflammatoire.

Examen histologique. — Forme spino-cellulaire avec néanmoins très peu de globes épidermiques.

Traitement. — Après deux séances de radio à 10 H chacune ; rayons VI. Le malade, très amélioré, quitte malgré nous l'hôpital et n'est plus revu.

OBSERVATION X. — A... A..., *kabyle, 31* ans, journalier. *Epithéliome végétant* de la face.

Le début du mal ne remonterait qu'à cinq ou six mois, au dire du malade. A ce moment apparut au niveau de la commissure gauche une petite tumeur qui, rapidement, s'ulcéra.

Peu après, apparition d'une lésion analogue sur la joue correspondante, un peu au-dessus de la précédente et d'une troisième sur la pommette du côté opposé.

Actuellement, tuméfaction en masse des régions commissurale, génienne et mentonnière gauches. Sur cette masse se détachent quatre plaies ulcéreuses, bourgeonnantes et cratériformes en leur centre, dont une a ravagé la lèvre inférieure.

On note, en outre, une tumeur de la dimension d'une amande occupant la région sous-palpébrale droite et recouverte d'une croûte brunâtre.

Depuis quelques jours seulement le malade souffre et éprouve une grande difficulté pour s'alimenter. L'état général est médiocre.

Adénopathie sous-maxillaire fort marquée de chaque côté et parotidienne à gauche.

Examen histologique. — Type spino-cellulaire.

Traitement. — Le malade quitte l'hôpital après un très court séjour et n'est pas revu.

OBSERVATION XI. — *Mauresque* d'une cinquantaine d'années. *Epithéliome térébrant* de la région temporale gauche.

Impossible de tirer de la malade le moindre renseignement de quelque valeur.

Vaste ulcération occupant toute la région temporo-pariétale gauche, irrégulière anfractuosité, tapissée de bourgeons saignant au moindre contact. Toutes les parties molles sont ravagées. Etat général très mauvais. Misère physiologique extrême.

Adénopathie parotidienne et sous-maxillaire.

Examen histologique. — Forme baso-cellulaire.

Traitement. — Radiothérapie ; après une séance de 20 H, rayons VI, la malade quitte l'hôpital et ne peut être revue.

OBSERVATION XII. — *Mauresque* entre 40 et 50 ans. *Epithéliome végétant* de la main.

Pas le moindre renseignement. Toute la région carpienne et métacarpienne se trouve englobée dans une énorme tumeur très végétante ayant atteint jusqu'au squelette. Les premières phalanges des doigts sont en grande partie prises dans la tumeur ; les dernières sont boudinées, de teinte asphyxique et en griffes. La lésion donne l'aspect d'un énorme champignon de la grosseur d'une très grosse orange qui se serait substituée à tout le carpe et le métacarpe et ferait trait d'union entre l'avant-bras et les doigts.

Surface mamelonnée, tomenteuse saignotante d'où s'écoule un liquide ichoreux infect.

L'état général de la malade est fort médiocre.

Adénopathie retro-épitrochléenne et surtout axillaire.

Examen histologique. — Type spino-cellulaire.

Traitement. — Amputation de l'avant-bras et évidement de la région axillaire.

OBSERVATION XIII. — S... M..., *arabe*, 40 à 50 ans, journalier. *Epithéliome térébrant et végétant* de la commissure labiale droite.

Rien de précis sur les antécédents. La lésion aurait débuté il y a 3 ans sur la lèvre inférieure par une petite ulcération qui saignait à chaque instant.

Actuellement, la tumeur occupe toute la commissure droite ainsi que le pli nasogénien et la plus grande partie de la lèvre inférieure, tumeur très irrégulièrement ulcérée et bourgeonnante.

Adénopathie sous-maxillaire et sus-hyoïdienne très marquée.

Mastication très pénible ; ptyalisme continuel; état général médiocre.

Examen histologique. — Forme spino-cellulaire.

Traitement. — 45 H en trois séances de radio; rayons VII. Le malade quitte malgré nous l'hôpital au bout de 3 mois, extrêmement amélioré.

OBSERVATION XIV. — R... B... Q..., *mauresque*, agée de 21 ans. Vaste *Epithéliome végétant* du dos.

Début de l'affection il y a 6 mois (?) par une petite ulcération douloureuse sur la face postérieure du bras gauche, ulcération qui s'est agrandie rapidement.

La lésion recouvre presque entièrement une cicatrice de brûlure datant de l'àge de 18 ans. De 20 centimètres sur 10 à 15, elle s'étend de l'épine de l'omoplate jusqu'à la crête iliaque et transversalement du voisinage de la ligne vertébrale à la face postérieure du bras, lequel est ankylosé et soudé à la cage thoracique par l'ancienne brûlure.

La surface de la lésion est bourgeonnante, framboesoïde, recouverte par endroits d'épaisses croûtes jaune brunâtre, les bords sont relevés en talus, vermoulus. L'ensemble fait penser à une exascose cutanée. Toutes les recherches activement poursuivies dans ce sens restent obstinément négatives. Etat général très précaire. La malade ne tarde d'ailleurs pas à mourir.

Examen histologique. — Forme spino-cellulaire.

OBSERVATION XV. — P... M..., *mauresque*, âgée de 50 ans. *Epithéliome superficiel* en nappe des mains et des avant-bras.

Le début remonte à 2 ans environ. Les lésions sont à peu près symétriques occupant les avant-bras surtout sur leur face postérieure. Elles sont caractérisées par un assemblage très irrégulier de points cicatriciels, d'ulcérations fougueuses et de bourgeons papillomateux.

Les bords sont à limites nettes, mais très irrégulières, ulcérés, vermoulus, tourmentés.

Le tout est recouvert en grande partie de croûtes jaunes, brunâtres, et répand une odeur véritablement repoussante.

L'ensemble des lésions fait encore ici penser à quelque dermato-mycose. Toutes les recherches (examen direct, biopsie, inoculation, culture) répétées restent négatives. On est obligé de revenir au diagnostic d'Epithéliome pavimenteux lobulé corné. L'examen d'un ganglion épitrochléen confirme ce diagnostic.

Traitement. — Après raclage jusqu'à l'oponévrose qui n'est pas dépassée par la tumeur épithéliale et quelques applications de radio, guérison complète. La malade quitte l'hôpital et n'est pas revue depuis.

OBSERVATION XVI. — B..., *arabe*, 50 ans. *Epithéliome ulcéro-végétant* de la commissure labiale droite.

Le début de la lésion remonterait à une dizaine d'années.

Actuellement, énorme masse bourgeonnante occupant la commissure labiale droite ainsi que la joue et la région mentonnière correspondante; une petite partie de la lèvre supérieure et la moitié de la lèvre inférieure sont englobées dans la tumeur, qui adhère aux plans profonds et aux massifs osseux; bourgeons rougeâtres saignotant, séparés par des clapiers d'où s'écoule un liquide ichoreux extrêmement fétide se prenant en croûtes jaune brunâtre.

Adénopathie très peu marquée; très petits ganglions préauriculaires et sous-maxillaires.

La mastication est presque impossible, ptyalisme; mauvais état général, teinte cachectique.

Examen histologique. — Epithéliome pavimenteux lobulé corné.

Traitement. — Le malade, impatient, quitte l'hôpital avant tout traitement et n'est pas revu.

OBSERVATION XVII. — B... M..., *kabyle*, 40 ans. *Epithéliome térébrant* du milieu de la face.

Aucun renseignement sérieux sur les antécédents du malade et le début du mal. La lésion actuelle est superposable à celle que mentionne l'Observation VI : Destruction complète du nez, de la lèvre supérieure, de l'angle interne de l'œil droit.

Adénopathie sous-maxillaire très marquée. Etat général lamentable. Le malade meurt quelques jours après son entrée, salle Hardy.

Examen histologique. — Type baso-cellulaire.

OBSERVATION XVIII. — *Mauresque* de 40 à 50 ans.
Epithéliome térébrant de la face.

Début il y a 10 ans par un petit « bouton » siégeant
au niveau de l'angle externe de l'œil gauche. Actuellement, la lésion occupe la plus grande partie
droite de la face, qui se trouve ravagée, méconnais-
sable ; le nez, l'œil ont disparu.

Adénopathie sous-maxillaire et cervicale relativement peu marquée. Etat de misère physiologique
indescriptible. La malade meurt très peu de jours
après son arrivée à l'hôpital.

Examen histologique. — Type spino-cellulaire.

*
* *

Voici donc 18 observations nouvelles à ajouter aux
45 cas déjà publiés par Brault ; 18 observations ras-
semblées durant le court espace de 3 années et de
3 années de guerre, c'est-à-dire, au cours d'une période très peu favorable au mouvement des malades
indigènes à l'Hôpital Civil d'Alger.

Ce nombre là est fort respectable surtout si l'on
vient à le rapprocher du nombre des tumeurs épithéliomateuses cutanées rencontrées chez les Européens
dans les mêmes conditions de temps et de champ
d'observation. Il paraît même assez considérable si
l'on note que dans cette statistique d'épithéliomes
chez les Indigènes n'entre que des cas graves, on
peut dire désespérés, les seuls à peu près que nous
ayons eu l'occasion d'observer, puisque ce sont là les
seuls capables d'imposer à nos Indigènes d'esprit et
d'allures plutôt vagabonds l'obligation d'un séjour
dans un service hospitalier.

Cette dernière remarque explique surabondam-
ment le fait suivant : c'est que les *formes cliniques*
des Epithéliomes de la peau observés par Brault et
par moi-même dans les conditions où nous avons

été placés, sont fort peu nombreuses et se trouvent à peu près exclusivement représentées par deux variétés éminemment graves : soit la forme térébrante destructive, soit la forme végétante.

C'est surtout cette forme végétante que l'on trouve le plus communément dans les observations jusqu'ici relatées.

Il est constant de rencontrer ici des délabrements, des ravages, des destructions, véritablement formidables, dont on a peine à concevoir le degré. Est-ce à dire que le cancer épithélial possède chez le Nord-Africain des aptitudes particulièrement redoutables ? Bien certainement non. Ces formes se rencontrent infiniment plus souvent ici que dans la Métropole uniquement pour cette même raison que se rencontrent ici et non en France ces syphilides mutilantes, ces vastes ulcères calleux inguérissables, ces états éléphantiaques des jambes, etc..., etc... Point n'est besoin de faire appel, pour les expliquer, à ce que Arnoult, décrivant sa fameuse « Lèpre Kabyle », se plaisait à supposer : « La puissance morbide de la diathèse algérienne ». Il suffit que l'on veuille constater l'insouciance, l'incurie, le fatalisme incroyables de ces gens-là, lesquels au surplus sont maintes fois les victimes d'une thérapeutique primitive dont le moindre mal qu'elle procure est d'endormir le malade dans une sécurité trompeuse.

Il est de fait que l'on n'a signalé jusqu'à ce jour que fort peu ou pas d'Epithéliomes papillaires cornés, d'Epithéliomes plans cicatriciels, d'ulcus rodens, d'Epithéliomatoses séniles.

Moi-même n'ai rencontré qu'un cas d'Epithéliome perlé. Et cependant, sans pouvoir l'affirmer, je suis convaincu que ces formes-là, à marche généralement lente ou à tendance cicatrisante, verront leur existence confirmée dès que les médecins exerçant dans l'intérieur (par suite en rapport constant avec beau-

coup d'Indigènes), prendront la peine de les différencier et de les signaler.

*
* *

Le tableau récapitulatif que je joins à ce texte
donne un aperçu précis des *localisations* de ces tumeurs chez nos Nord-Africains. La grande majorité,
49 sur 63, c'est-à-dire 73 %, se rencontrent à la face ;
on voit, en outre, que c'est le milieu de la face
(nez, angle interne des yeux, lèvres) qui leur donne
surtout asile. Il n'y a pas à insister; c'est en somme
ici le même choix topographique que pour le cancer de l'Européen.

Bien que je ne veuille m'occuper ici que de tumeurs cutanées, je crois devoir faire quelques remarques au sujet du *cancer de la muqueuse buccale*, et en
particulier de la langue.

Une chose en effet choque, si je puis dire, dans ma
statistique de localisations, c'est la rareté de l'Epithéliome de cette région. Brault n'en rapporte qu'un cas
sur 45; personnellement, je n'en ai point observé.

En vérité, ceci est étrange, anormal. On sait, en
effet, qu'il est établi que deux conditions sont sinon
essentielles du moins très fréquemment agissantes
dans l'éclosion du cancer de la langue : d'un côté
l'existence d'une syphilis antérieure, de l'autre des
irritations prolongées et répétées de la muqueuse
linguale.

Or, où peut-on souhaiter de trouver mieux réunis
et associés que chez nos Indigènes, ces deux facteurs
étiologiques ?

La syphilis est fréquente, extrêmement fréquente.
Notre excellent confrère et ami, le Docteur Lacapère, estime à 73 le pourcentage de syphilitiques
chez les Indigènes de Fez. Je ne vois guère, pour ma
part, la possibilité d'établir sur des bases solides une

TABLEAU RÉCAPITULATIF

	Face	Bouche	Mains	Membres inférieurs et supérieurs	Verge	Vagin	Tronc	Régions indéterminées	TOTAUX
J. BRAULT (de 1898 à 1913)	36	1	1	1	2	2		2	= 45
J. MONTPELLIER (1915-16-17)	13		1	3			1		= 18
Total rassemblé dans le même service hospitalier en 18 ans.	49	1	2	4	2	2	1	2	= 63

statistique de ce genre. Quoiqu'il en soit, sans pouvoir l'affirmer, je suis convaincu que Lacapère n'est pas au-dessus de la vérité et que nos Indigènes d'Algérie n'ont, à ce point de vue, rien à envier à ceux du Maroc. J'aurais même plutôt de la tendance à croire ce chiffre un peu faible, si l'on tient compte de la syphilis héréditaire, — syphilis dont la fréquence trouve une explication très édifiante d'abord dans l'absence de toute notion de prophylaxie chez l'Indigène et ensuite dans le défaut de toute thérapeutique sérieuse chez les ménages, en particulier chez la femme.

Quant aux causes d'irritation, il ne peut venir à l'idée de personne de les discuter. Défaut d'hygiène de la bouche, abus du tabac à fumer et du tabac à chiquer, abus de condiments, de mets pimentés, etc., rien n'y manque. Je pense qu'il est inutile d'y insister.

Que donc penser, en définitive, de cette rareté (si rareté il y a) (1) de l'Epithéliome de la langue chez notre Indigène ?

Serait-ce que le premier stade du cancer lingual, — stade presque obligé pour beaucoup d'auteurs — je veux dire la *leucoplasie,* est encore ici, sur ce terrain spécial, une affection peu courante ?... Après tout, cela est possible. Au XIIIme Congrès International de Médecine (Section de Dermatologie et de Syphiligraphie, 1900), Zambaco-pacha, répondant à Léon Perrin, rapporteur sur la question de la leucoplasie, arrivait à cette conclusion : que cette affection est rare, très rare chez les Orientaux — lesquels, tout comme nos Africains, exposent leur muqueuse buc-

---

(1) Je dis bien : « Si rareté il y a », car n'ayant eu l'occasion de voir des malades qu'en qualité de spécialiste, je me garderai bien d'être trop affirmatif. Il est possible, somme toute, que les services de chirurgie, dans cette recherche du cancer de la langue, aient été plus heureux. Il n'en est pas moins vrai que je n'ai rien trouvé de publié là-dessus.

cale à des irritations permanentes, en particulier à un abus extrême de tabac. Mais je ne sache pas que cette question de.kératose blanche de la langue chez l'Algérien ait été éclaircie ou seulement étudiée. Pour ma part, je ne la recherche systématiquement que depuis trop peu de temps pour être en mesure d'apporter là-dessus quelques précisions. Cependant, je puis, d'ores et déjà, constater que jusqu'ici je l'ai rarement remarquée.

On entrevoit facilement quel intérêt il y aurait à fouiller ce coin de Pathologie au point de vue spécial de la Pathologie algérienne et quelles déductions étiologiques et pathogéniques il serait peut-être possible de tirer de pareille étude, au point de vue beaucoup plus général de l'origine de la leucoplasie.

Si la leucoplasie linguale typique peut être rare ici, il est une autre variété de leucokératose buccale qui, elle, se rencontre à coup sûr fréquemment. Je veux parler de la *leucokératose triangulaire* des commissures labiales. Sans la chercher, on la note plutôt souvent, à partir d'un certain âge. J'ajouterai, incidemment, que je l'ai observée maintes fois chez des syphilitiques indigènes en période de chancre, ce qui confirme absolument les conclusions dictées par Bonnet (1) dans un travail récent sur ce sujet, à savoir : que cette kératose commissurale est tout à fait indépendante d'une syphilis plus ou moins méconnue.

Je mentionne donc volontiers la fréquence de cette stomatite nacrée à caractères sans nul doute très spéciaux ; et je ne puis m'empêcher de rapprocher ce fait du nombre relativement grand d'Epithéliomes de la région commissurale des lèvres que l'on observe chez nos Indigènes. Sur mes 18 cas person-

---

(1) L.-M. Bonnet. — Valeur séméiologique de la lésion dite « Stomatite nacrée ou triangulaire commissuraire des fumeurs », in An. de Derm. et de Syph. Décembre 1917.

nels, j'en relève déjà 4. Je ne veux certes pas en conclure à des relations directes de cause à effet entre ces deux faits et encore moins à la gravité du « triangle des fumeurs ». Je pense, toutefois, qu'il n'est pas sans intérêt de signaler la chose.

*
* *

Je n'ai pas grand chose à noter en ce qui concerne l'*histopathologie* de notre sujet. Brault, dont les diagnostics de cancers furent cependant chaque fois authentifiés par l'examen microscopique, ne donne pas, d'une manière méthodique et pour chacune de ses observations, le type histologique de l'Epithéliome.

Pour ma part, sur les 18 cas rapportés plus haut, je n'ai trouvé que 2 tumeurs épithéliales du type baso-cellulaire, contre 16 à type spino-cellulaire. Je dois, toutefois, mentionner que sur ces derniers cas, certaines tumeurs ne contenaient que de très rares globes épidermiques et que, par endroits, la disposition des cellules cancéreuses et l'aspect général du champ microscopique faisaient plutôt penser à de l'Epithéliome baso-cellulaire. En somme, type histologique mixte assez fréquent.

*
* *

Dans l'ignorance où nous nous trouvons de la cause première du cancer, il est difficile d'orienter dans la bonne voie les remarques que l'on voudrait pouvoir faire au sujet des conditions qui régissent l'étiologie de l'Epithéliome chez l'Indigène. Cependant au milieu de cette obscurité on est amené à s'arrêter sur quelques facteurs généralement acceptés comme « *causes secondes* » dans l'éclosion de l'Epithéliome cutané, et de faire observer que ces

« causes favorisantes » se trouvent réunies chez l'Indigène du Nord de l'Afrique infiniment mieux que chez tout Européen. C'est ce qui, *a priori,* devait engager à penser que le cancer épithélial de la peau existait chez notre Aborigène, — à moins d'admettre d'emblée que ces tumeurs épithéliales malignes obéissent à des mœurs éminemment capricieuses et que, au surplus, la peau chez l'Indigène de l'Algérie possède des aptitudes morbides très spéciales, ce contre quoi je ne cesserai de m'élever.

Je ne puis ni ne veux passer en revue dans leurs détails tous ces coefficients étiologiques de la tumeur maligne, cofficients dont la réalité effective est pour beaucoup fortement discutable. Il en est un premier néanmoins dont l'action me paraît certaine et sur lequel je m'arrêterai volontiers, je veux parler de l'état de *sénilité* de la peau.

Il n'est pas contestable, malgré les quelques exceptions que chacun peut observer, il n'est pas contestable, dis-je, que l'Epithéliome éclot dans la grande majorité des cas sur une peau « vieillie ». Or, il n'est pas douteux non plus que les téguments chez l'Indigène, et en particulier ceux de la face, exposés à mille intempéries, au grand soleil, au vent, au sable du désert, etc., se sénilisent à l'extrême. Ils se « sénilisent » c'est-à-dire s'atrophient, se rident, au moins autant que les téguments de l'Européen. Cette sénilisation est même ici, chez l'Indigène, tout particulièrement précoce. Il est constant de voir un sujet de trente ans présenter à ce point de vue un facies de 50. Cette dernière remarque explique sans nul doute le pourcentage assez grand des sujets relativement jeunes parmi nos cancéreux indigènes.

Ajoutons à cela que cet état sénile de la peau s'accompagne incontestablement, ici comme ailleurs, de ces différentes lésions ou *dystrophies cutanées* fréquentes sur le visage et les mains de nos paysans de la Métropole — lésions qui sont, comme on sait, l'amorce de l'épithéliome de la peau. Les kératomes séniles, la crasse des vieillards, sont loin d'être une rareté au même titre que la séborrhée dont j'ai récemment établi l'extrême fréquence chez l'Indigène (1).

Ajoutons encore à cette constatation des états précancéreux, la longue liste de tous ces facteurs secondaires capables d'entretenir sur les téguments des phénomènes *d'irritations prolongées et réitérées*. Et là, ce sont les traumatismes de toute espèce; des plaies ulcéreuses, en particulier des ulcères de jambe que l'Indigène promène indéfiniment dans une insouciance remarquable. Ce sont des lésions de tertiarisme, traînées des années, parce que non douloureuses; des tuberculoses cutanées lupiques ou autres; des cicatrices très vastes de brûlures (2 observations), etc.

En résumé et pour en finir, toutes ces causes adjuvantes qui constituent à vrai dire ce que l'on sait de mieux jusqu'ici sur l'Etiologie du cancer cutané, s'observent ici, sur les téguments de nos Indigènes, avec une fréquence et à un degré très certainement inconnus en France. Voilà qui cadre parfaitement avec l'observation des faits cliniques et qui édifie sur la fréquence de l'Epithéliome chez le Nord-Africain.

*
* *

Je ne puis dire grand'chose sur les différences d'aptitudes morbides vis-à-vis du cancer de la peau que les conditions physiologiques de *sexe* peuvent impri-

---

(1) Voir : Séborrhée et Calvitie du vertex chez les Indigènes de l'Algérie. Monographie 1918, Imprimerie Stamel, rue Drouet-d'Erlon, Alger.
Voir aussi : Jeannoël : Séborrhée, Acné et Calvitie chez les Indigènes de l'Algérie. Thèse d'Alger 1918.

mer au sujet Indigène. A vrai dire, la grande majorité des observations de Brault et de moi-même
concernent des hommes. Pour expliquer ce fait, je vois
deux ordres de raisons possibles. D'abord, il est incontestable que les téguments des mauresques, d'une
manière générale, et pour les raisons de mœurs que
l'on sait, sont moins exposés aux causes diverses
d'irritations traumatiques dont nous avons parlé. En
second lieu, ces mêmes mœurs sévères nous privent,
nous médecins, de l'observation courante des femmes indigènes, dont la plupart meurent sans soins et
surtout sans avoir jamais envisagé la possibilité d'une
hospitalisation passagère, à plus forte raison d'un
séjour dans un service de clinique.

Cette dernière raison me parait, je l'avoue *a priori*,
la plus efficiente. Quoi qu'il en soit, je ne vois pas,
dans ces conditions, la possibilité de tirer des conclusions fermes à ce sujet; je préfère donc pour le
moment rester dans le doute.

Y a-t-il également quelques remarques à faire sur
l'influence de la *race*, du *groupe ethnique*, sur l'éclosion du cancer épithélial de nos Indigènes ? C'est
possible; mais je ne les vois pas. Mes observations,
comme celles de Brault, portent sur des Kabyles, sur
des Arabes, sans qu'il soit possible d'établir un pourcentage susceptible de répondre à une réalité. En
cette matière, il est encore préférable, je crois, de
laisser un point d'interrogation que de donner une
affirmation prématurée.

*
* *

J'ai déjà eu l'occasion de le dire et je ne puis cesser
de le répéter, on a généralement, à mon sens, beaucoup trop de tendances à croire que la Pathologie
Algérienne, considérée en bloc, est très spéciale. En

matière de Pathologie cutanée et d'ailleurs syphiliti-
que ces tendances sont véritablement excessives. Il
semble que les auteurs, en quête de choses éminemment nouvelles, se soient ingéniés à chercher, et à
trouver, tout ce qui peut ici différencier la Dermatologie et la Syphiligraphie de ce qu'elles sont en
France. Aussi trouve-t-on, lorsqu'on a la curiosité de
fouiller les travaux parus sur cette question, de ces
affirmations tranchantes qui ne reposent que sur
deux lignes d'observation écourtée, de ces « axiomes »
cassants, nés on ne sait d'où, et qui ne laissent pas
de surprendre singulièrement l'observateur attentif
aux faits.

J'ai déjà eu la possibilité, en tablant sur un lot d'observations et de recherches précises, de réfuter cette
prétendue immunité que l'on accordait trop volontiers, et désormais par habitude, au système nerveux
de l'Indigène en face de la syphilis (1). J'ai montré
que la vérole peut « lécher » à sa période primo-se-
condaire l'axe cérébro-spinal du Nord-Africain tout
aussi fréquemment que celui de l'Européen et peut
même s'y fixer au point de déterminer un syndrome
clinique manifeste, voire même de véritables paraly-
sies. J'ai donné en outre plusieurs observations de
localisations nerveuses, au cours de la période ter-
tiaire.

J'ai montré, d'un autre côté, ce qu'il fallait penser
de la prétendue inexistence de la Séborrhée chez
l'Indigène d'Algérie (2), en établissant que cet Indigène présente, au moins autant que nous, des aptitudes séborrhëiques incontestables avec le cortège

---

(1) Les modifications du liquide céphalo-rachidien au cours
de la syphilis chez les Indigènes, in Annales des Maladies
Vénériennes. Août 1918.
La Syphilis Nerveuse chez l'Indigène de l'Algérie, in Annales des Maladies Vénériennes. Janvier 1919.
(2) Loc. cit.

habituel des manifestations diverses para-séborrhéiques.

J'espère que ces quelques pages achèveront de faire table rase de certaines erreurs jusqu'ici trop profondément ancrées et de mettre au point définitivement cette autre question de l'existence et de la fréquence de l'Epithéliome de la peau chez l'Indigène de l'Afrique du Nord.

BIBLIOGRAPHIE

E.-L. Bertherand. — La Médecine des Arabes. 1855.

J. Brault. — Les Maladies cutanées et vénériennes chez les Indigènes Musulmans de l'Algérie, in Revue Générale des Sciences. 1904.

— Pathologie et Hygiène des Musulmans d'Algérie. Alger, 1905.

— Le Cancer chez les Aborigènes algériens, in Congrès des Sociétés Savantes. Avril 1905.

— Les Tumeurs malignes chez les Indigènes, in Gazette des Hôpitaux. Août 1905.

— L'Epithélioma chez les Indigènes Musulmans, in Janus. Novembre 1905.

— Géographie des Colonies Françaises, in Janus. 1907-08.

— Epithélioma du col utérin et du vagin chez une femme kabyle, in Bulletin de la Société de Dermatologie et de Syphiligraphie. 1909.

— Cancer chez les Indigènes des Colonies; l'Epithélioma chez les Indigènes Musulmans d'Algérie, in Province Médicale. Janvier 1912.

— L'Epithélioma chez les Indigènes arabes et kabyles en Algérie, in Bulletin de la Société de Pathologie Exotique. 1913.

— Deux cas d'Epithélioma de la lèvre inférieure chez les femmes indigènes, in Bulletin de la Société de Pathologie Exotique. 1913.

— Deux cas d'Epithélioma de la lèvre inférieure chez les femmes indigènes, in Gazette des Hôpitaux Civils et Militaires. 2 Décembre 1913.

A. Cambillet. — Deux observations de Cancer chez les Indigènes, in Bulletin Médical de l'Algérie. 1910.

E. Conseil. — Le Cancer en Tunisie, in Bulletin de la Société de Pathologie Exotique. 1911.

Dussourt. — Topographie médicale d'Orléansville, in Mémoires de Méd., de Chir. et de Pharm. militaires. 1853.

Gaudineau. — Topographie médicale de Philippeville, in Recueils des Mémoires de Médecine, de Chirurgie et de Pharmacie Militaires. 1842.

E. Grellois. — Topographie médicale d'Hammam-Meskoutin, in Mémoires de Méd., de Chir. et de Phar. militaires. 1846.

H. Gros. — Un cas de Cancer de la langue chez une femme indigène, in Bulletin Médical de l'Algérie. 1908.

— La Question du Cancer chez les Musulmans de l'Afrique Septentrionale, in Bulletin Médical de l'Algérie. 1912.

L. Leclerc. — Une Mission en Kabylie. 1864.

E. Legrain. — Notes de Pathologie spéciale des Indigènes algériens, in Revue Médicale de l'Afrique du Nord. 1899.

— Le Sarcome cutané et sa guérison par des moyens empiriques indigènes. Note à l'Académie de Médecine. 1896.

J. Montpellier. — L'Epithéliome de la Peau chez

l'Indigène de l'Algérie, in Gazette Hebdomadaire des Sciences Médicales de Bordeaux. 24 Décembre 1918.

L. Raynaud. — Affections cutanées et vénériennes des Berbères de l'Aurès. 1893.

— Maladies cutanées et vénériennes signalées chez les Indigènes algériens, in Revue Médicale de l'Afrique du Nord. 1898.

Vedrenne. — Climatologie générale de la Grande Kabylie, in Mémoires de Médecine et de Chirurgie militaires. 1859.

E. Vincent. — Exposé clinique des Maladies des Kabyles, in Bulletin de la Société de Médecine d'Alger. 1861.

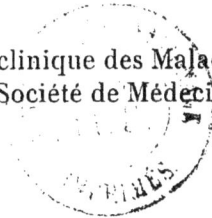

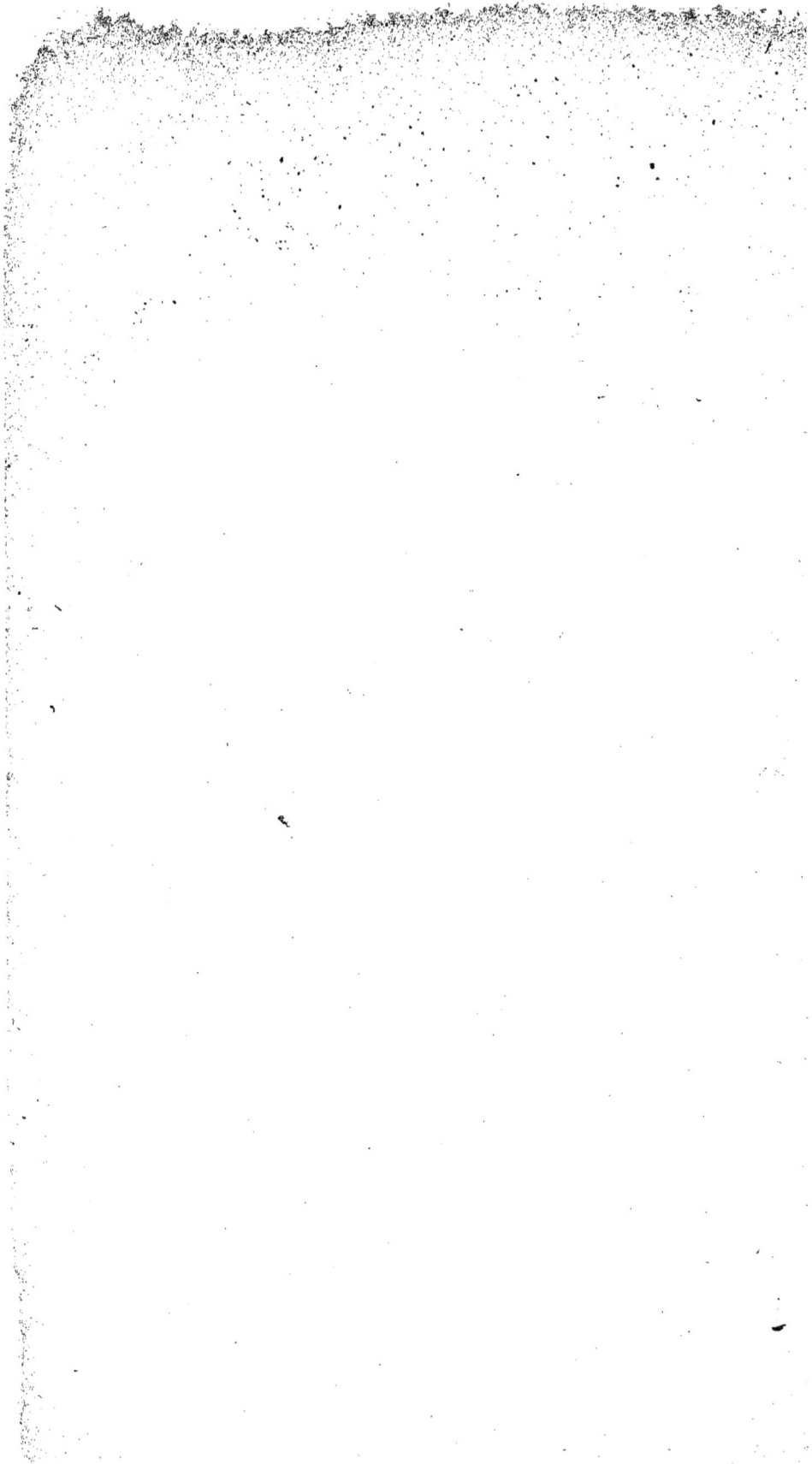

www.ingramcontent.com/pod-product-compliance
Lightning Source LLC
Chambersburg PA
CBHW071431200326
41520CB00014B/3661